AF309071

Dr Henri ANDRIEU

Médecin Stagiaire au Val-de-Grâce.

Rhumatisme

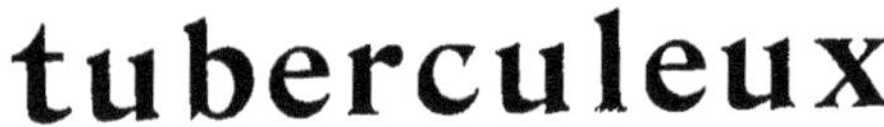

tuberculeux

chez les enfants

LYON. — IMP. A. REY

RHUMATISME TUBERCULEUX

CHEZ LES ENFANTS

RHUMATISME TUBERCULEUX

CHEZ LES ENFANTS

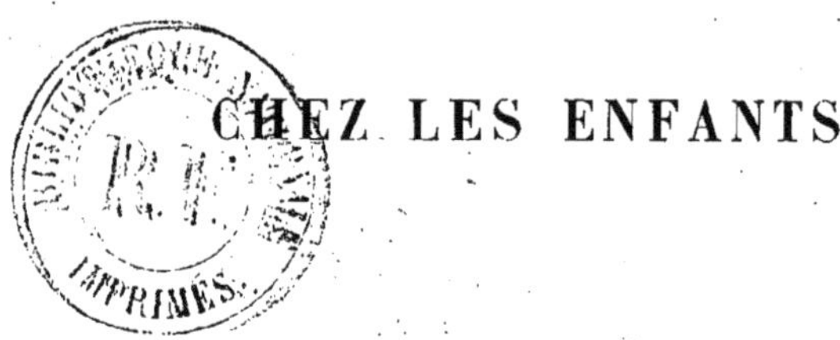

PAR

Le Dr Henri ANDRIEU

Médecin Stagiaire au Val-de-Grâce.

◆

LYON

A. REY & Cie, IMPRIMEURS-ÉDITEURS DE L'UNIVERSITÉ

4, RUE GENTIL, 4

—

1903

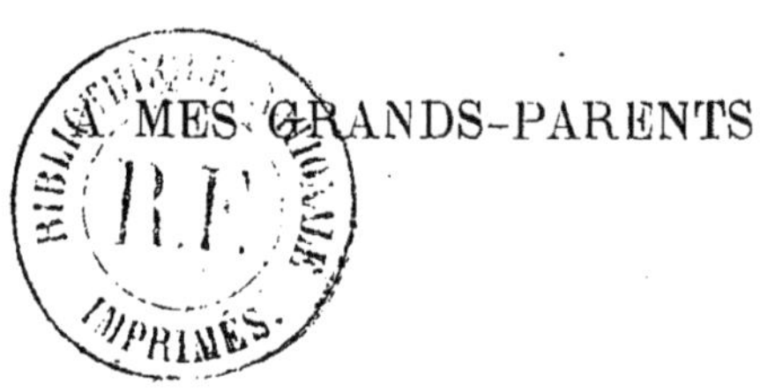

A MES GRANDS-PARENTS

A MON PÈRE. — A MA MÈRE

Je dédie ces quelques pages comme témoignage de ma profonde affection et de mon éternelle reconnaissance.

A MA SŒUR. — A MON FRÈRE

Témoignage d'affectueux attachement.

A TOUS MES PARENTS ET AMIS

RHUMATISME TUBERCULEUX

CHEZ LES ENFANTS

INTRODUCTION. — HISTORIQUE

« Toutes les maladies infectieuses, dit Marfan, peuvent présenter parmi leurs manifestations contingentes des déterminations articulaires distinctes du vrai rhumatisme et relevant de l'infection générale de l'organisme. » La tuberculose n'est-elle pas une maladie infectieuse, et, suivant la virulence des toxines, la résistance du sujet, ne peut-on pas observer des manifestations articulaires de degrés différents ?

C'est là un processus d'ordre général, dont la démonstration a été poursuivie ces dernières années par M. le professeur Poncet et ses élèves. D'après ceux-ci, en effet, la tuberculose, maladie infectieuse par excellence, donne lieu, au même titre que les autres maladies infectieuses : blennorragie, rougeole, scarlatine, érysipèle, fièvre puerpérale, etc., à des phénomènes *uniquement inflammatoires*, répondant aux signes anatomiques et cliniques des pseudo-rhumatismes.

Ils en ont étudié toutes les particularités, surtout chez les adultes, et il n'y a rien qui surprenne de les retrouver chez les enfants.

C'est ainsi que, pour la première fois, en 1897, M. Poncet avait l'occasion, dans son service, d'observer une polyarthrite tuberculeuse déformante, d'abord chez un jeune berger âgé de quinze ans, puis chez une jeune fille âgée de seize ans.

Après lui, M. le professeur agrégé Bérard, publiait un nouveau cas, observé à la clinique de M. Poncet : polyarthrite sèche, d'origine tuberculeuse.

Ces quelques observations étaient groupées dans la thèse du Dr Drevet : *Polyarthrite tuberculeuse déformante*, sans que celui-ci en tirât encore aucune conclusion spéciale à la forme sous laquelle évoluaient ces lésions chez les enfants.

Les premières considérations, concernant le rhumatisme tuberculeux infantile, devaient être publiées, quelques années plus tard, par M. Patel, dans la *Gazette des Hôpitaux* de 1902 ; il étudiait : 1° Un cas de rhumatisme articulaire subaigu, de nature tuberculeuse ; rhumatisme noueux consécutif au début de même nature, observé par M. le professeur agrégé Nové-Josserand ; 2° un cas de rhumatisme articulaire aigu, tuberculeux, ayant disparu, sans laisser de trace.

Il était réservé à M. le Dr Barbier de mettre la question au point et d'attirer définitivement l'attention.

Dans le *Bulletin Médical* de mars 1903, il publiait une clinique sur les phénomènes extra-pulmonaires de la tuberculose à la période de germination, dans laquelle il décrivait les caractères cliniques du rhumatisme tuberculeux infantile.

Quelques mois après, il étudiait les polyarthrites

aiguës, frappant un certain nombre d'articulations, de façon à donner au tableau morbide l'aspect du rhumatisme articulaire aigu franc. Avec M. Griffon, à la Société de médecine des Hôpitaux de Paris, il essayait de démontrer la nature tuberculeuse de ces polyarthrites chez les enfants, soit par inoculation positive, au cobaye, de la sérosité articulaire, extraite par ponction, soit par l'existence chez le malade, au moment de la poussée articulaire, de la séro-réaction tuberculeuse de MM. Arloing et Courmont.

Au mois d'août dernier, M. V. Bentz, interne au Sanatorium de Saint-Pol-sur-Mer, dans la *Presse Médicale*, s'est occupé des formes nouvelles de la localisation de la tuberculose sur les jointures, et a rapporté quelques observations, ramenant les formes observées à deux types cliniques très nets : un rhumastisme tuberculeux, à forme arthralgique, survenu au cours d'un mal de Pott, et une arthrite tuberculeuse double localisée aux deux genoux, coexistant avec une ostéite suppurée du tibia gauche et évoluant vers la guérison, sans avoir présenté les caractères de la tumeur blanche.

Enfin, il y a quelque temps, M. Mouriquand[1], interne des hôpitaux de Lyon, à propos d'un enfant observé à l'hôpital Renée Sabran, à Gien, s'est livré à quelques considérations sur les allures cliniques que revêtait cette affection chez les enfants. Dans cet hôpital, où un vaste champ d'observations lui était ouvert, il a pratiqué la recherche systématique de la bacillose chez les sujets rhumatisants, et il en est arrivé, lui

---

[1] *Gazette des Hôpitaux*, décembre 1903.

aussi, à se rendre compte de la fréquence du rhumatisme tuberculeux chez les enfants.

Comme on le voit, jusqu'à ce moment, les auteurs
se sont bornés à publier un certain nombre d'observations, essayant de dégager des faits observés quelques
conclusions : aucun, sauf Barbier, n'a essayé d'en pra-
tiquer la synthèse et d'en déduire une étude clinique : c'est ce que nous allons nous efforcer de faire.

Dans un premier chapitre nous envisagerons la
symptomatologie et les formes cliniques du rhumatisme
tuberculeux chez les enfants : nous passerons successivement en revue : 1° la forme arthralgique, la plus fréquente de toutes chez les enfants.

2° Les arthrites rhumatismales tuberculeuses aiguës
et subaiguës.

3° Le rhumatisme tuberculeux chronique.

Dans un deuxième chapitre nous ferons un essai de
diagnostic de cette affection chez les enfants, la diffé-
renciant de celles plus ou moins similaires qui sont
leur apanage, nous terminerons par quelques considérations sur le pronostic.

Enfin, dans une dernière partie, nous nous livrerons
à l'étude du traitement, question importante s'il en fût,
étant donné les éléments favorables qui collaborent
chez les enfants pour en assurer l'efficacité.

Tel est le plan général que nous suivrons dans cette
étude dont l'idée première revient à M. le professeur
Poncet.

Qu'il accepte ici le témoignage de notre respectueuse
gratitude pour le grand honneur qu'il nous fait de pré-
sider notre thèse, après nous en avoir inspiré le sujet.

Que M. le Dr Mailland, chef des travaux de clinique chirurgicale à l'Université de Lyon, veuille bien nous permettre de lui offrir l'expression de nos respectueux remerciements.

Enfin, merci à tous ceux qui ont bien voulu nous témoigner quelque intérêt durant tout le cours de nos études.

CHAPITRE PREMIER

SYMPTOMATOLOGIE ET FORMES CLINIQUES

Quand on examine les travaux de tous ces auteurs, ainsi que leurs observations, on ne trouve rien au point de vue étiologique qui différencie le rhumatisme tuberculeux des adultes et des enfants. En effet, les conditions favorables au développement du rhumatisme tuberculeux sont celles de la tuberculose en général. Elles n'ont dans l'espèce rien de spécial. On le rencontre dans toute tuberculose, quels que soient son siège, ses variétés ; souvent, comme le dit M. Poncet, dans les formes à marche lente et torpide. C'est pourquoi nous n'insisterons pas sur ces questions étiologiques et nous aborderons immédiatement l'étude des symptômes, les groupant sous trois chefs différents, selon que nous serons en présence :

1° Des arthralgies ;

2° Des arthrites rhumatismales tuberculeuses aiguës et subaiguës ;

3° Du rhumatisme tuberculeux chronique.

I. Arthralgies.

Depuis longtemps, chez les tuberculeux, on avait été mis en éveil par ces douleurs vagues, localisées

presque toujours à quelque distance des lésions pure-
ment tuberculeuses. On n'avait jamais interprété,
d'une façon exacte, le caractère de ces troubles : il y a
quelques années seulement, on a été éclairé sur leur
véritable signification.

Qu'est-ce, au fond, que ces symptômes subjectifs ?
Avec Barbier, qui, le premier, les a signalés, nous les
ramènerons à trois variétés.

1° Hyperesthésies musculaires :

Elles sont très fréquentes et se rencontrent généralement chez ces enfants qui nous arrivent, avec un aspect chétif, un léger amaigrissement ; ils se présentent
devant nous, toujours avec la même histoire : on ne sait
ce qu'a l'enfant, il ne va pas, il maigrit, il a des sueurs
la nuit, etc., et se plaint de douleurs dans les mollets.
On doit être immédiatement mis en éveil par ces myal-
gies, c'est déjà une forme atténuée de rhumastisme tuberculeux. En effet, la moindre pression à leur niveau
provoque des douleurs assez vives.

2° Hyperesthésie osseuse :

Celle-ci nous intéresse tout particulièrement à cause
de la forme sous laquelle elle se manifeste chez certains
enfants.

On l'observe de préférence sur le fémur, et en particulier, à son extrémité inférieure. où la pression révèle, au-dessus du genou, une douleur, qui se montre
d'ailleurs spontanément. C'est ce que Beau avait décrit
sous le nom de mélalgie.

Des douleurs osseuses se rencontrent également dans

les tibias, à la clavicule, et aux membres supérieurs
(olécrâne), quoique plus rarement.

Elles sont souvent spontanées, surviennent, en particulier, le soir ou la nuit, surtout après une fatigue
physique et s'imposent chez les enfants comme des
douleurs de croissance.

« Méfiez-vous, dit Barbier, de ces douleurs de croissance, chez les sujets anémiés, qui maigrissent, ont de
la fièvre nocturne, qui ont les stigmates de l'imprégnation tuberculeuse. »

A la pression, on provoque une douleur plus ou
moins vive, contusive, profonde. Elle amène des cris
ou des mouvements énergiques de défense ; bref, ce
sont tous les signes décrits par M. Poncet, qui carac-
térisent le rhumatisme tuberculeux : c'en est une forme
atténuée.

3° *Hyperesthésie articulaire :*

Elle n'est pas moins fréquente : on peut la rencontrer dans toutes les articulations, grandes et petites,
temporo-maxillaire, articulations vertébrales.

Ici aussi, douleurs spontanées et provoquées ; pas de
modification objective de la jointure ; ces phénomènes
peuvent être irréguliers dans leur localisation et, si l'on
n'est prévenu, on risque de les méconnaître et de les
rattacher soit à la croissance, soit à des débuts insidieux d'arthrites bacillaires spécifiques : il est en effet
quelques fausses coxalgies, quelques maux de Pott,
dont la guérison rapide, et plus tard l'apparition de
tuberculoses graves, imposent ce diagnostic rétro-
spectif.

Ces quelques considérations se trouvent confirmées si on parcourt les observations que nous empruntons à M. Barbier et à M. V. Bentz, publiées l'une dans le *Bulletin Médical*, l'autre dans la *Presse Médicale* :

OBSERVATION I

(Barbier, *Bulletin médical*, mars 1903)

Eugénie T..., entrée à l'hôpital Hérold, le 29 septembre 1902.

Cette enfant, âgée de quatorze ans, est amenée par ses parents, parce que depuis longtemps, elle tousse, elle perd ses forces et maigrit.

Cet état ne fait qu'empirer depuis le début, qui remonte à un an, au moment de l'apparition des premières règles.

Elle se plaint plus spécialement, depuis plusieurs jours, *de douleurs vagues* dans les membres et de douleurs thoraciques. Les douleurs des membres se montrent de préférence, dans les mollets, le soir.

Actuellement, essoufflement au moindre effort; elle présente un teint pâle, très accentué, se plaint de sueurs la nuit; pas d'appétit; les règles n'ont pas paru depuis trois mois.

Dans ses antécédents personnels, on ne relève qu'une rougeole dans le jeune âge, et une scarlatine à sept ans. Mais son père a eu, il y a trois ans, une pneumonie et une pleurésie. Sa mère est bien portante.

On constate chez cette enfaut :

1° Des signes certains de germination tuberculeuse et de congestion du sommet droit, caractérisés par de la summatité dans la fosse sus-épineuse (S —) et sous-épineuse, et, à ce niveau, par de la respiration faible (R —) et de l'inspiration rude. Vibrations thoraciques augmentées (V +).

En avant, dans la fosse sous-claviculaire, la percussion donne un son élevé et mat (S > +) et la respiration est rude, avec expiration soufflante;

2° Adénopathie trachéo-bronchique droite, caractérisée par un son élevé et mat, dans la région interscapulaire droite, un souffle expiratoire, fort, et une transsonnance plus élevée et plus riche. De plus, la statique du côté droit est anormale : la moitié droite du thorax est en distension, et les mouvements respiratoires y sont moins amples qu'à gauche.

Cette malade présente enfin des anomalies des bruits du cœur.

Nous l'avons soumise au repos. à l'aération et à la suralimentation, et elle a suivi ce régime jusqu'au 26 octobre, soit vingt-sept jours.

En voici les résultats :

1° Les douleurs des membres ont cessé, après quelques jours de repos ;

2° L'état général s'est amélioré rapidement

3° L'état local s'est amendé : à sa sortie, les signes du sommet droit se sont atténués, surtout en avant.

Enfin, un léger mouvement fébrile, observé dans les premiers jours (38 degrés le soir), disparut au bout de deux jours.

OBSERVATION II

(Bentz, *Presse médicale*, août 1903.)

Rhumatisme tuberculeux, à forme arthralgique.

P..., Marie, âgée de quinze ans et demi, atteinte de mal de Pott.

Antécédents héréditaires inconnus.

L'enfant dit avoir eu, à l'âge de quatre ans, un commencement de fluxion de poitrine, et avoir toussé pendant six mois.

Le mal de Pott a débuté à l'âge de cinq ans. A ce moment-là, l'enfant a commencé à éprouver des douleurs dans le dos ; ses jambes pliaient sous elle et ne pouvaient supporter le poids du corps. Bientôt, on voit apparaître une petite gibbosité dans la région dorsale.

La malade entre au Sanatorium où on la traite par l'immobilisation dans le décubitus dorsal A l'âge de dix ans, elle quitte le Sanatorium, ne souffrant plus, et marchant sans béquilles.

A douze ans et demi, l'enfant a au poignet gauche une synovite à grains riziformes. Cette synovite est incisée par M. Phocas à l'hôpital Saint-Sauveur, de Lille. Guérison complète au bout de trois mois.

A treize ans, la malade est prise subitement de douleurs violentes, dans les hanches et les genoux, avec fièvre intense. Au bout de quelques jours, les articulations tibio-tarsiennes et l'épaule gauche sont prises aussi, mais, dans ces dernières articulations, les douleurs sont fugaces, disparaissent pour revenir ensuite et disparaître de nouveau. Les douleurs s'accompagnent d'impotence. fonctionnelle ; l'enfant est incapable de mouvoir ses jambes dans son lit.

La malade prend du salicylate de soude sans éprouver le moindre soulagement.

19 septembre 1900. — Elle entre pour la seconde fois au Sanatorium. Le certificat médical porte : Mal de Pott ; arthrites généralisés des genoux et des hanches. A ce moment, un an après l'apparition des douleurs articulaires, l'enfant souffre encore de ses jointures, mais moins qu'au début ; elle peut mouvoir ses jambes dans son lit, mais ne peut encore se tenir debout.

Au bout d'un mois de séjour, les douleurs ont presque disparu et la malade commence à marcher avec des béquilles. Depuis ce moment-là, on voit, de temps en temps, apparaître des douleurs au niveau du genou ; ces douleurs durent huit jours environ et ne s'accompagnent d'aucune modification appréciable à la vue ou à la palpation. Les mouvements sont possibles, mais douloureux.

. Appareil respiratoire sain.

Cœur normal.

Etat général bon.

OBSERVATION III

(V. Bentz, *Presse médicale*, août 1903.)

D... Alphonsine, âgée de quinze ans, atteinte de mal de Pott.

Parents bien portants, ni goutteux, ni rhumatisants.

Un frère et une sœur bien portants.

Avant son mal de Pott, l'enfant s'est toujours bien portée et n'a jamais eu de douleur articulaire.

Le mal de Pott débute au mois de juin 1900. La malade est maintenue au lit, pendant quelques mois, puis on lui permet de marcher avec un corset plâtré.

23 mars 1901. — Elle entre au Sanatorium. Tous les soirs elle se plaint de douleurs dans le dos.

14 avril. — Elle entre à l'infirmerie ; on enlève le corset et on immobilise la malade sur un lit de Lannelongue.

On trouve une gibbosité peu saillante, occupant la partie inférieure de la région dorsale et supérieure de la région lombaire et paraissant due à l'affaissement de trois corps vertébraux. La pression au niveau de la gibbosité est douloureuse.

Pas de tuberculose viscérale. Bon état général.

30 décembre. — Abcès au niveau du triangle de Scarpa, du côté gauche.

22 avril. — Apparaissent brusquement des douleurs au niveau de la hanche et du genou du côté droit. Les articulations ne sont pas tuméfiées, mais les mouvements, surtout ceux qui sont imprimés à la hanche, sont très douloureux.

On donne du salicylate de soude, mais les douleurs persistent à tel point qu'on se demande s'il ne s'agit pas d'une coxalgie au début.

Ce n'est qu'à la fin de mai que les douleurs disparaissent et, avec elles, les craintes de coxalgie.

L'état général est bon ; pas de tuberculose pulmonaire.

Cœur sain.

OBSERVATION IV

(Due à l'obligeance de M. le professeur agrégé
Bérard, chirurgien de la Charité.)

Emma B..., neuf ans, salle Sainte-Renée, hôpital de la
Charité, de Caluire.

Parents bien portants, grand'mère morte de tuberculose pulmonaire. Un frère mort l'an dernier de coxalgie.

Nourrie au sein, a marché à dix-huit mois.

Entre pour des douleurs erratiques des articulations et' du
ventre.

Il y a deux mois et demi, après quelques jours de malaise,
brusque frisson, point de côté et apparition de tous les signes
classiques d'une pleurésie droite, de moyenne quantité.

Au bout de trois semaines, l'épanchement se résorba, mais à
mesure qu'il diminuait, l'apparition de douleurs assez intenses
dans les genoux, les hanches, les deux cous-de-pieds, l'épaule
droite et les deux coudes.

Les douleurs se « voyageaient » d'un article à l'autre sans
gonflement, sans phénomènes inflammatoires extérieurement
apparents. Il y a quinze jours, les douleurs articulaires diminuèrent et furent remplacées par des douleurs abdominales,
ayant la forme de coliques, mais ne s'accompagnant d'aucun
trouble de la défécation, d'aucun phénomène digestif.

A deux reprises, ces douleurs abdominales ont disparu et ont
été remplacées par des douleurs articulaires.

A l'entrée, fillette amaigrie, pâle.

Examen du thorax : submatité des bases ; submatité du sommet droit. Légère diminution des vibrations en ces points.
Légère douleur à la percussion du sommet. Pas de retentissement
de la toux ni de la voix, pas de pectoriloquie aphone, ni d'égophonie.

Cœur : Bruits normaux et bien frappés.

Foie normal.

Rate normale.

Légère albuminurie.

Ventre un peu ballonné ; matité dans les flancs ; on a l'impression qu'il existe un peu de liquide.

Membres. — Examen systématique des articulations ne révèle rien. Aucune trace d'affection articulaire ou osseuse.

Marche normale.

Température = 37°9, 37°6.

Amélioration, diminution des douleurs par la cryogénine, à la dose de o gr. 5o par jour.

II. **Arthrites rhumatismales tuberculeuses aiguës subaiguës.**

Cette deuxième forme de rhumatisme tuberculeux est caractérisée par une ou plusieurs arthrites aiguës, subaiguës, frappant un nombre plus ou moins grand de jointures, et donnant le tableau clinique du rhumatisme articulaire aigu franc (maladie de Bouillaud). Elle est beaucoup moins fréquente que la précédente, mais attire rapidement l'attention par les phénomènes généraux et les signes physiques qui l'accompagnent.

Elle peut se montrer soit dans le cours d'une tuberculose avérée, médicale ou chirurgicale, soit plus souvent dans la période germinative de la tuberculose, constituant le plus ordinairement un signe prémonitoire de l'infection tuberculeuse.

Nous étudierons séparément ces deux variétés sous les noms de :

A. Rhumatisme articulaire aigu primitif.

B. Rhumatisme articulaire aigu secondaire ou consécutif.

A. *Rhumatisme articulaire aigu tuberculeux primitif.*

Chez des enfants en pleine santé, le plus souvent déjà en imminence pathologique (état-général laissant à désirer, amaigrissement, surmenage, etc.) apparaissent brusquement des arthrites aiguës, avec élévation de la température et des symptômes généraux rapidement graves.

On comprend quel intérêt il y a dans ces cas-là à être rapidement éclairé sur la nature de pareils phénomènes. En effet, comme le dit très bien M. Barbier, dans une de ses cliniques. « Dans cette phase si vague, si imprécise du début de la tuberculose, du moins quand on n'en apprécie pas bien tous les symptômes, le rhumatisme tuberculeux, au contraire, prend une importance de premier ordre, parce que quand on en reconnaît les caractères, il devient un des signes révélateurs d'une tuberculose au début et, dans ce cas, vous concevez que sa valeur séméiologique dépasse de beaucoup son importance nosologique. »

Et, à l'appui de ses dires, M. Barbier résume l'observation d'une fillette de son service.

Nous la reproduisons ici.

OBSERVATION V (résumée).

(Barbier, *Bulletin médical.*)

L...., âgé de quatorze ans, est entré dans le service du Dr Barbier, le 27 janvier 1902, et en est sorti le 1er avril pour aller à Hendaye.

Cet enfant nous est amené pour deux motifs :

1º Depuis deux ans il se plaint de palpitations ;

2º Depuis deux semaines, il souffre de douleurs dans les jambes, principalement localisées aux genoux et aux vertèbres cervicales, au point de gêner les mouvements de la tête et de forcer le malade à rester couché. Il n'est pas fait mention dans l'observation de rougeur ou de gonflement des jointures douloureuses.

Mais il y a un an, il aurait présenté déjà des douleurs articulaires, ayant duré deux mois, et accompagnées alors de gonflement des deux genoux et des deux cou-de-pieds.

Le père est bien portant, la mère serait rhumatisante (?)

Les douleurs actuelles ont disparu depuis hier, et on ne constate rien d'anormal du côté des jointures. Mais l'enfant est pâle, le teint est terreux et, dans la nuit, il s'est plaint d'une douleur assez vive dans la région précordiale ; à l'auscultation, on entend un léger bruit de frottement péricardique.

Au poumon : signes de germination tuberculeuse.

Comme symptômes généraux, élévation thermique, le soir, 38 degrés.

L'enfant passa fin janvier jusqu'au milieu de février sans incident, avec légère augmentation de poids.

A partir du 10 mars on pouvait noter une amélioration à la fois générale et locale ; la fièvre est nulle et c'est dans ces conditions que l'enfant part pour Hendaye.

Etant ainsi éclairés sur la valeur séméiologique de ces manifestations articulaires, abordons l'étude des symptômes :

Deux phases président au développement des accidents : La première est occupée par des manifestations articulaires aiguës, qui dissimulent par leurs symptômes bruyants la tuberculose ignorée, encore latente. Les enfants en effet se présentent comme des rhumati

sants : ils sont en proie soudainement à une ou à plusieurs
poussées polyarticulaires dont les caractères locaux
sont ceux du rhumatisme. Des douleurs vagues, fugaces,
des arthrites bien constituées attirent l'attention du médecin. La disparition de ces crises aiguës est aussi rapide que leur éclosion : elles cèdent en quelques jours,
se succèdent à intervalles réguliers, ou s'éternisent
pendant des semaines et des mois, mais un trait com-
mun suffit à les dépister, c'est l'inefficacité sur elles du
traitement salicylé.

Pendant ce temps l'état général qui déjà auparavant
laissait à désirer, s'altère davantage. L'enfant maigrit
de jour en jour ; ses parents voient ses forces et son appétit diminuer considérablement ; il présente tous les
soirs une exacerbation de la température, des sueurs la
nuit, bref cet enfant est sous le coup déjà de tous les
symptômes d'une tuberculose latente. « Il se présen-
tait comme un rhumatisant, dit M. Barbier, et il évolue comme un tuberculeux. »

C'est ce que nous retrouvons dans cette observation
résumée de M. Barbier.

OBSERVATION VI (résumée).

G... Maurice, treize ans, salle Gubler, annexe n° 3. Entré le
19 mars 1902.

Douleurs tibio-tarsiennes survenues depuis trois jours, mais
ayant disparu le jour de son entrée à l'hôpital. Par contre, les
deux genoux sont tuméfiés, rouges et douloureux à la pression.

Fièvre vive, hors de proportion avec les arthropathies.

Les douleurs articulaires disparurent au bout de cinq jours,
mais l'enfant ne se remet pas, il pâlit et maigrit.

Au poumon, signes de germination tuberculeuse.

Si on étudie de près ce malade avec M. Barbier, on voit que ses douleurs rhumatismales ont été un des signes révélateurs de sa poussée tuberculeuse et présentent par conséquent le type du rhumatisme tuberculeux.

Il n'est pas rare non plus de rencontrer dans les antécédents de ces malades, soit des poussées réelles d'arthropathies ayant nécessité le séjour au lit, soit des douleurs articulaires qui surviennent de préférence le soir ou dans la nuit, après la marche ou une fatigue.

Voici dans cet ordre d'idées, deux exemples.

OBSERVATION VII (résumée).

(Barbier, *Bulletin Médical.)*

La jeune J... Marie, douze ans et demi, entre, le 16 juin 1902, Salle Guber, lit n° 1, hôpital Hérold, se plaignant d'une faiblesse progressive ayant débuté il y a trois mois. La mère est morte de tuberculose pulmonaire.

. L'enfant, vers l'âge de six ans, a déjà éprouvé, dans les membres inférieurs, des douleurs analogues à celles qu'elle présente aujourd'hui et qui ont gêné la marche pendant près d'un an. Pas d'autres renseignements, d'ailleurs, sur l'état des jointures.

Depuis quelque temps, elle ne peut marcher un peu longtemps sans que ses genoux deviennent douloureux.

Actuellement, elle ne présente rien de particulier de ce côté.

OBSERVATION VIII

C... Georgette, onze ans, entre le 16 juin 1902.
Elle a eu, le 25 mai dernier, des douleurs rhumatismales ayant

duré cinq semaines, et, depuis ce moment, elle garde des engour-
dissements et des fourmillements des jambes.

Signes de congestion du sommet gauche, d'adénopathie
trachéo-bronchique gauche.

Le cœur est touché.

OBSERVATION IX

(Barbier, *Bulletin Médical.*)

La jeune C... Angèle, âgée de onze ans et demi, a été soignée
à l'âge de six ans pour un rhumatisme noueux (?), dit la mère,
ayant duré six semaines et lui ayant rendu pendant ce temps la
marche impossible. Depuis cette époque, elle se plaint de temps
en temps de douleurs vagues dans les genoux et dans les
membres inférieure. Au mois d'août 1902, elle a été reprise
de douleurs de la main et du poignet, avec gonflement pas-
sager sans rougeur. Ces douleurs se sont continuées jusqu'à la
fin de novembre, laissant une grande gêne dans les mouvements
de la main et du poignet et donnant à la malade une écriture
tremblée.

Elle est reprise, depuis huit jours, de douleurs du poignet
droit sans gonflement, et, depuis six semaines, elle maigrit, perd
ses forces, présente de la fièvre par accès l'après-midi. Elle est
maigre et pâle. A la main droite, on note simplement une atrophie marquée des muscles de la main.

OBSERVATION X

(M. Barbier.)

H... Juliette, huit ans, entre le 24 février 1902, salle Gubler,
n° 18.

Depuis deux mois, se plaint de douleurs vagues, diurnes ou
nocturnes, localisées de préférence dans les membres supérieurs,

gênant les mouvements, sans qu'on ait remarqué ni gonflement ni rougeur.

Depuis huit jours, les douleurs se sont fixées dans les genoux, qui se sont tuméfiés au point de ne plus permettre la marche.

Elle est avec une autre enfant, la seule d'une famille de neuf enfants, dont trois mort-nés, deux morts de méningite tuberculeuse, un de gastro-entérite.

Aucun renseignement sur la santé de la mère.

A son entrée, les articulations du genou ne présentent plus de douleurs, il y a un peu d'hydarthrose, surtout à droite, mais l'enfant a un aspect lamentable.

Adénopathie trachéo-bronchique.

Congestion de la base droite.

La malade est sortie le 6 mars améliorée.

On voit par ces observations combien le diagnostic peut être hésitant au début. Dans ces formes, les enfants viennent à nous comme des rhumatisants vrais, et la suggestion est d'autant plus forte que souvent le cœur est touché. Mais bientôt le rhumatisme s'atténue, disparaît, les symptômes de dénutrition se montrent; en auscultant le malade on trouve de la tuberculose.

Et, chose bien plus curieuse, ces phénomènes, que nous trouvons signalés au cours de ces dernières observations, se montrent surtout au début de la tuberculose, chez ces suspects qu'on n'ose pas déclarer tuberculeux encore, parce que le diagnostic effraie, ou parce qu'on méconnaît la nature des symptômes qu'ils présentent. Tout à coup, dans le cours de leur maladie, voilà qu'une ou plusieurs jointures se tuméfient ou même s'ankylosent, sans suppuration, sans fongosités. Dans certains cas, on assiste même à l'éclosion d'une tumeur blanche. A ce moment-là, au prétendu rhumatisant a succédé un tuberculeux véritable. Alors commence la deuxième période, qui, suivant la localisation bacillaire et suivant la terminaison des arthrites du début, présente des types cliniques différents.

α. Dans un *premier type*, les arthropathies se fixent définitivement sur une ou deux jointures ; elles se transforment progressivement, comme nous venons de le dire, en arthrites fongueuses, suppurantes.

L'articulation atteinte présente à l'examen :

Un gonflement étendu à tout l'article ;

De la douleur dans certains mouvements ; limitation très nette de ceux-ci ;

De temps à autre, après des fatigues, des poussées inflammatoires surviennent pour disparaître dans la suite.

Cet ensemble symptomatique se trouve, au grand complet, dans une observation que nous publions et est due à l'obligeance de notre camarade, le Dr Touzet :

OBSERVATION XI

(Due à l'obligeance de M. le Dr Touzet.)

B. , habitant Cosne, âgée de seize ans, a eu la rougeole à cinq ans, réglée à quatorze et régulièrement jusqu'au mois d'août 1903. Depuis sa dernière maladie les règles n'ont pas reparu.

Père et mère en bonne santé.

Sœur morte en 1890 de pneumonie infectieuse.

Frère scrofuleux, atteint de kératite phlycténulaire avec taie de la cornée de l'œil gauche.

La malade a été atteinte de rhumatisme en 1901, elle a eu à ce moment de l'albumine dans ses urines. La malade resta alitée pendant près de quatre mois et ne guérit pas totalement, puisqu'à chaque marche un peu longue elle ressentait des douleurs aux articulations tibio-tarsiennes, et plus spécialement au pied gauche. A ce niveau on note une tuméfaction générale étendue à tout l'article, et chaque fois qu'on essaie de provoquer des mouvements on détermine de vives douleurs ; les poussées inflammatoires passent par des phases successives d'exacerbation et d'atténuation.

Au mois de juin 1903, les douleurs du pied gauche augmentent : crampes à la face dorsale et au talon.

Appelé au mois d'août, j'examine la malade pour la première fois : fièvre, douleurs aux articulations métacarpo-phalangiennes, coxo-fémorales et tibio-tarsiennes gauches.

La malade souffre d'un violent point de côté à gauche, point qui lui rend la respiration très pénible.

Examen de la poitrine :

A la percussion, submatité à gauche.

— submatité, normale à droite.

Auscultation : à gauche signes de pneumonie.

Cette pneumonie, au lieu de se résoudre au neuvième jour, traîne en longueur pendant une vingtaine de jours

La malade se plaint de violentes douleurs qui déterminent des syncopes.

Mais ce qui nous frappe le plus, c'est à ce moment le début franc d'une ostéo-arthrite bacillaire au niveau de l'articulation tibio-tarsienne gauche. La marche devient impossible. On détermine par la pression des douleurs très vives au niveau des éléments constituant, de l'articulation ; de même au niveau du scaphoïde, du premier cunéiforme, et de la tête de l'astragale.

Il est évident que nous venons d'assister chez notre malade à l'évolution d'un pseudo-rhumatisme primitif, car aujourd'hui l'examen de l'appareil respiratoire nous révèle une respiration rude à gauche, avec sub-matité des fosses sus-épineuses en un mot tous les signes d'une tuberculisation pulmonaire.

β. Dans un *deuxième type*, nous assistons à la transformation d'une des arthrites initiales, en une ankylose a peu près complète.

Au commencement, la marche de l'affection est semblable à celle des types précédents, mais les lésions restent celles des lésions inflammatoires chroniques. Sa nature est ordinairement indiquée par l'évolution d'un autre foyer tuberculeux développé dans les poumons, les ganglions, etc.

M. Barbier a observé, il y a quelques années, et avant que les publications de M. le professeur Poncet aient éveillé l'attention sur ce point, un fait qui l'a vivement frappé.

Un jeune garçon, dit-il, était entré, à l'hôpital Trousseau pour des malaises vagues, des lassitudes, de la perte d'appétit, de l'amaigrissement.

Signes de germination tuberculeuse.

Un jour cet enfant se plaignit de douleurs qui se localisèrent au poignet gauche, sans gonflement, sans rougeur, sans fongosités. Je vis en quelques semaines cette arthrite immobiliser le poignet.

L'enfant, à sa sortie, avait une ankylose complète.

Comme on le voit, c'est le plus ordinairement, au niveau des membres, qu'on peut observer tous les faits signalés ; ils peuvent se montrer également dans les articulations vertébrales, et donner lieu à des torticolis, à des lumbagos, dont on peut méconnaître la nature, surtout chez des enfants de huit à quinze ans, où la tuberculose évolue lentement, sourdement, en particulier dans les ganglions trachéo-bronchiques, comme une véritable tuberculose chirurgicale, bien localisée.

On peut donc dire que dans ces cas-là le rhumatisme tuberculeux apparaît comme la première manifestation importante de l'inoculation tuberculeuse.

B. *Rhumatisme articulaire aigu, secondaire ou consécutif.*

Ce rhumatisme aigu, secondaire, c'est-à-dire survenant au cours de lésions tuberculeuses, cliniquement appréciables, n'est pas rare. Son étude ne comporte pas de longs développements, après ce que nous avons dit des arthrites primitives.

Dans cette variété, comme dans la précédente, nous assistons à un envahissement quelquefois progressif des diverses articulations. Celles-ci deviennent douloureuses, se tuméfient, et sont, pendant quelque temps, comme immobilisées par la douleur. Ces phénomènes disparaissent en général rapidement et les articles restent légèrement augmentés de volume ; une gêne fonctionnelle manifeste limite tous les mouvements.

Les synoviales s'épaississent, on peut constater un épanchement intra-articulaire.

Cette variété rentre dans les deux cas publiés par M. Patel dans la *Gazette des Hôpitaux* de 1902. Nous publions l'observation que M. le professeur agrégé Nové-Josserand lui a communiquée. Nous en joindrons une émanant de M. le Dr Rafin, chirurgien de l'Hôpital Saint-Joseph.

OBSERVATION XII

(Patel, *Gazette des Hôpitaux*, 1902.)

Pseudo-Rhumatisme tuberculeux. — Mal de Pott. — Arthrites multiples.

Fillette de onze ans et demi. Son père est rhumatisant ; sa mère bien portante, ses trois sœurs aînées sont en bonne santé.

A l'âge de deux ans et demi, à la suite d'une chute, elle éprouva des douleurs dans le dos, bientôt suivies de l'apparition d'une gibbosité dans la région dorsale inférieure. Insuffisamment soignée, cette lésion s'accrut d'abord assez vite, puis plus lentement ; depuis deux ans, elle est à peu près stationnaire. La gibbosité arrondie comprend les sept ou huit dernières vertèbres dorsales. L'enfant n'a eu ni abcès, ni troubles nerveux.

Pendant l'évolution de ce mal de Pott, on vit apparaître, il y a *environ quatre ans*, des accidents articulaires qui se localisèrent d'abord dans le coude droit, et dans les deux genoux, à peu près à la même époque, mais sans revêtir la forme d'une poussée aiguë généralisée.

Ces articulations devinrent douloureuses, se tuméfièrent et pendant huit à dix jours furent presque complètement immobilisées par la douleur. Puis la raideur et la douleur disparurent, mais les articulations restèrent augmentées de volume, et devinrent de temps en temps le siège de nouvelles poussées subaiguës, s'accompagnant de douleurs et de gêne fonctionnelle. Les parents pensèrent toujours qu'il s'agissait de rhumatisme.

Un an plus tard, c'est-à-dire il y a environ trois ans, le coude gauche fut atteint à son tour, avec les mêmes caractères et, l'an passé, l'affection se généralisa aux poignets aux cou-de-pieds, et à toutes les petites articulations des doigts. L'évolution fut toujours la même, début insidieux, sans fièvre, sans douleurs vives ;

les jointures augmentèrent de volume, devinrent raides, un peu douloureuses, puis peu à peu la douleur et les raideurs disparurent, laissant persister seulement la tuméfaction, avec un peu de gêne fonctionnelle.

Actuellement, presque toutes les articulations des membres sont atteints à des degrés divers, seules, les grandes jointures de la hanche et de l'épaule, et les petites articulations des pieds sont demeurées indemnes.

Les tibio-tarsiennes présentent seulement une tuméfaction assez accentuée et sensiblement égale des deux côtés ; la synoviale est manifestement épaissie, mais on ne constate pas d'épanchement intra-articulaire. Les mouvements sont à peu près normaux.

Les genoux sont plus malades ; ils sont assez fortement tuméfiés, le droit un peu plus que le gauche. Celui-ci est sec, celui-là contient au contraire, une très faible quantité de liquide. Des deux côté, la synoviale est très épaissie : elle donne en bien des points la sensation de gros grains durs, ressemblant à des grains riziformes, mais plus gros, plus durs et non mobiles. Pendant la flexion, elle s'étale et on voit ainsi se dessiner sur la face externe du genou droit et interne du genou gauche, au niveau du plateau tibial, une masse aplatie assez volumineuse de consistance rénitente, plus dure que des fongosités et dans laquelle on ne sent plus aucun grain. L'extension est complète, la flexion légèrement limitée.

Aux membres supérieurs, les mains présentent une tuméfaction à peu près égale de toutes les articulations métacarpo-phalangiennes et interphalangiennes, y compris celles du pouce. Il n'y a pas de vraie déformation, on note cependant qu'à chaque main l'index et l'annulaire tendent à s'incliner vers le médius. Les articulations atteintes sont régulièrement augmentées de volume : on sent la synoviale épaissie, sans épanchement appréciable. Les lésions sont manifestement limitées aux articulations. Les mouvements d'extension des doigts sont normaux, ceux de flexion complets, légèrement gênés.

Les deux poignets présentent sur la face dorsale un épaississement synovial assez important : leurs mouvement sont limités, surtout à droite.

Enfin aux coudes, ce qui domine actuellement c'est la gêne fonctionnelle, l'extension et la flexion ne peuvent se faire complètement. La tuméfaction est considérable, cependant à gauche il existe au niveau de la tète radiale un épaississement synovial assez important.

Malgré la multiplicité des lésions, l'enfant peut se servir de ses membres presque aussi bien qu'à l'état normal, dans les périodes où elle ne souffre pas.

Etat général assez satisfaisant ; elle ne tousse pas et ne paraît avoir aucune localisation viscérale de la tuberculose.

OBSERVATION XIII

(Due à l'obligeance de M. le Dr Rafin.)
(Patel, *Gazette des hôpitaux*, 1902.)

Rhumatisme tuberculeux aigu polyarticulaire.
Ostéite iliaque de nature tuberculeuse.

F. L..., âgé de seize ans, est vue le 5 octobre 1898 par M. le Dr Rafin : sa mère est vivante, tuberculeuse pulmonaire ; luimême a eu une bronchite il y a cinq ans. Il vient pour une douleur à la racine de la cuisse droite, survenue il y a trois semaines, disparaissant au repos, mais gênant la marche ; les articulations du genou et de la hanche sont indemnes, ainsi que la colonne vertébrale ; il y a des ganglions à l'aine des deux côtés, surtout à droite ; on constate dans la fosse iliaque une induration qui siège au voisinage immédiat de l'os iliaque, près de l'épine iliaque antéro-inférieure. L'état général est médiocre ; l'enfant est pâle et présente un certain degré d'infantilisme.

24 mai 1898. — Le malade a gardé le repos ; l'induration a augmenté : elle occupe une portion étendue de la fosse iliaque, s'étend en haut jusqu'à la crête iliaque et en dedans jusqu'à l'épine du pubis. Le diagnostic est hésitant entre une ostéite iliaque et une adénite ; le malade quitte l'hôpital.

5 novembre 1899. — Le malade revint avec un gros abcès froid de la région antéro externe de la cuisse droite, descendant à 20 centimètres de la crête iliaque. L'induration se sent nettement contre la face interne de l'os iliaque ; le diagnostic d'ostéite iliaque s'impose. L'abcès est incisé sur toute sa longueur. Son contenu renferme un petit fragment osseux ; il conduit sur un foyer osseux siégeant entre les deux épines iliaques antérieures ; il existe une véritable trépanation de l'os.

Curetage, cautérisation.

9 novembre. — Pas de température. Bon état.

17 novembre. — Brusque ascension de la température ($39°2$), en même temps symptômes de rhumatisme. La crise a débuté par des douleurs à l'index, puis à l'auriculaire, puis au poignet et enfin à l'épaule ; tout ceci à droite. Le poignet est un peu tuméfié, les mouvements de celui-ci et de l'épaule sont douloureux. Le malade prend 6 grammes de salicylate de soude en six jours, pendant les quatre derniers jours il a pris 4 grammes d'antipyrine par jour. La crise a duré treize jours ; le genou droit a été douloureux quelques jours après, mais cette localisation a été peu importante, elle ne s'est à peu près pas accompagnée de gonflement ; la température s'est élevée à 39 degrés.

10 janvier 1900. — Plus de fièvre, plus de douleur, trajet fistuleux cicatrisé.

6 février 1900. — Malade revient se plaignant d'une douleur siégeant dans la colonne vertébrale, au niveau de la première vertèbre dorsale.

25 février 1900. — Malade a gardé le repos jusqu'à ce jour ; son état s'est amélioré.

On pense qu'il s'agit d'une poussée articulaire semblable aux précédentes.

Que conclure de ces deux observations ? C'est que nous avons encore ici affaire à deux variétés de la tuberculose articulaire aiguë, signalées par M. Poncet.

On retrouve là le même ensemble clinique que s'il s'agissait d'un adulte.

. Dans la première observation on reconnaît des poussées aiguës, évoluant avec les allures du rhumatisme ; au bout d'un certain temps, les phénomènes généraux disparaissent et il reste comme trace un léger épaississement de la synoviale.

Plus tard, nouvelles poussées aiguës, sur des articulations variables. On trouve une tendance à la déformation, un début de rhumatisme noueux, déformant, semblable à celui que Moncorvo décrivait dans sa thèse en 1880 (Paris, *Rhumatisme noueux chez les enfants*).

Dans la deuxième observation, on a la poussée rhumatismale vraie, avec fièvre, douleur, envahissement de plusieurs articulations. En un mot, c'est tout l'ensemble symptomatique que nous signalions plus haut comme caractéristique de la forme aiguë du rhumatisme infantile.

III. Rhumatisme tuberculeux chronique.

Cette troisième forme peut s'observer comme terminaison naturelle de la précédente, ou bien évoluer d'une façon chronique d'emblée.

Elle survient chez des tuberculeux médicaux ou chirurgicaux, et revêt cliniquement l'apparence du rhumatisme chronique vrai avec ses signes classiques. Celui-ci a été bien étudié, chez les enfants, au cours de ces dernières années. Marfan[1] écrit à ce propos :

[1] *Traité des maladies de l'enfance*, t. I, p. 513.

« Le rhumatisme chronique de l'enfance peut être fréquemment secondaire et succéder à un rhumatisme
articulaire vrai ou à une polyarthrite infectieuse
secondaire, surtout au rhumatisme scarlatin ; il est
pourtant, ajoute-t-il, des cas de rhumatisme chronique
primitif. On invoque, pour les expliquer, l'action du
froid humide, celle de l'hérédité arthritique, sans
preuves bien établies. »

Pour illustrer cette opinion, résumons une observation de Joanessen, sur un cas de rhumatisme chronique :

« Une fillette, sans antécédents héréditaires, ni personnels, est prise, à l'âge de quatre ans, de douleurs et
de tuméfaction des deux pieds, qu'on semble pouvoir
attribuer au logement froid et humide, habité par la
famille, depuis un an. Plus tard, les coudes et les
genoux se prennent à leur tour ; deux ans après, les
mains.

« Elle entre à l'hôpital à sept ans : on constate une
atrophie des muscles du tronc et des membres surtout
accusée au niveau des membres inférieurs, Les mouvements articulaires sont limités. Au bout de dix-huit
mois, les hanches deviennent douloureuses. Les mouvements du côté des mains et des bras deviennent plus
libres et indolores. Les craquements articulaires, la
déformation des articulations, les contractures s'accu-
sèrent encore davantage. Dans la suite, l'atrophie fit
des progrès ; *les signes de tuberculisation pulmonaire
apparurent et la malade fut un jour emportée par une
hémoptysie.*

« Est-il nécessaire, dit M. Mouriquaud, dans son

article de la *Gazette des hôpitaux*, de souligner la remarquable analogie qui existe entre cette observation et celle que nous publions plus loin, et de montrer que ce rhumatisme chronique relève bien de la tuberculose, non de tout autre cause plus ou moins définie (logement humide, arthritisme, etc...). Les signes de tuberculose pulmonaire et l'hémoptysie signalée plaident surabondamment en faveur de cette opinion. »

On peut, par ces faits, déjà pressentir tout l'intérêt clinique qui ressort de l'étude du rhumatisme chronique, au point de vue de ses ressemblances avec la polyarthrite tuberculeuse déformante, et c'est pour être bien fixé sur son évolution que nous allons passer en revue les trois variétés sur lesquelles celle-ci se présente.

Nous étudierons successivement :

1° La polyarthrite chronique déformante tuberculeuse ;

2° Les synovites chroniques ;

8° Les arthrites plastiques, enkylosantes.

1° *Polyarthrite chronique deformante tuberculeuse.*

Elle appartient, comme le dit M. le professeur Poncet, dans une monographie publiée avec la collaboration de M. le Dr Mailland[1], au syndrome clinique du rhumatisme chronique déformant. En effet, on trouve dans les deux affections les mêmes mauvaises conditions d'hygiène, d'alimentation, les logements insalubres. Mais il faut surtout tenir

[1] *Rhumatisme tuberculeux*, collection Critzmann, n° 34.

compte de la tuberculose dans les antécédents des malades pour le diagnostic de ces deux genres d'affection.
Dans les observations que nous allons publier, la tuberculose se manifeste toujours avec assez de fréquence.
C'est pourquoi, Eloy, dans une clinique de l'hôpital
des Enfants-Malades, faite dans le service de Descroi-
zilles, semble admettre déjà ces polyarthrites d'origine
tuberculeuse, car il avoue que beaucoup de ces malades
portent des cicatrices strumeuses; ou présentent des
antécédents scrofuleux ; beaucoup aussi succombent à
la phtisie ou descendant de parents phtisiques.

On observe cette forme de rhumatisme tuberculeux
sur la plupart des jointures avec prédilection sur les
cou-de-pieds, les genoux et le poignet, sans omettre les
petites articulations des mains et des pieds où les déformations sont des plus frappantes.

Cliniquement, l'évolution de la polyarthrite déformante est subordonnée aux circonstances adjuvantes, et
aux lésions coexistantes, mais les symptômes articulaires, les déformations entre autres, en sont indé-
pendantes. Elles se succèdent dans un ordre à peu près
constant.

Au début, l'articulation se tuméfie d'une façon lente
et progressive. Cette tuméfaction n'est pas toujours
très nette, elle est diffuse, sans limites fixes, mais elle
passe par des alternatives d'exagération et de diminution ; à ce moment, on peut par une exploration mé-
thodique des têtes osseuses reconnaître leurs déformations et leur usure graduelle. On constate, en
outre, autour de l'interligne une sorte de bourrelet
saillant, rénitent, produit par un exsudat intra-articu-

laire ou par un épaississement plus ou moins fongoïde des parties molles.

Pendant cette première période, les douleurs manquent rarement, mais leur intensité varie ; elles apparaissent soit spontanément, soit par suite de fatigues ; tantôt elles se présentent sous forme de crises aigues, tantôt elles sont sourdes et continues, Tels sont les premiers signes fonctionnels qui mettaient en éveil l'attention du chirurgien.

Au bout d'un certain temps, des signes objectifs annoncent la localisatiou articulaire définitive. Si on mobilise légèrement la jointure, on perçoit des frottements, de la crépitation, des craquements, par suite de l'usure des surfaces osseuses.

L'articulation disloquée se déforme, elle prend des attitudes vicieuses, faciles à corriger dès les premiers temps, mais bientôt rendues permanentes par la rétraction des tendons, des tissus aponévrotiques, etc...

Les mouvements disparaissent ; l'extension des doigts d'abord gênée devient impossible ; la flexion demeure imparfaite et sans force. Les mains tendent à s'incliner sur le bord cubital, il en est de même des doigts. La phalange est volumineuse par rapport aux phalangettes et aux phalangines.

L'atrophie musculaire, des troubles trophiques variés complètent le tableau.

Cet ensemble clinique offre des variantes. L'affection peut s'arrêter dans son évolution, avant le commencement de la seconde période et ne pas aboutir aux déformations ; la capsule reste alors distendue par le liquide et les fongosités. Tout se borne à une sorte d'hydarthrose polyarticulaire, sans déformation des extrémités osseuses et sans distension des ligaments. C'est ainsi que, dans la thèse de Drevet (Lyon 1897), nous trouvons cité, le cas d'un enfant[1] qui présente, au niveau du carpe de la main droite, une masse fluctuante et indolore ; de même, au niveau du cou-de-pied, on rencontre une masse de consistance molle et faussement fluctuante. Ce sont des articulations au niveau desquelles il y a eu arrêt dans l'évolution.

La polyarthrite déformante présente cet autre caractère, celui d'évoluer sans tendance aux abcès ; on retrouve les mêmes processus intermittents, avec crises douloureuses plus ou moins aiguës que dans le rhumatisme non tuberculeux ; par conséquent, il serait illusoire de chercher dans les phénomènes locaux des signes suffisamment pathognomoniques de cette forme, en l'absence d'autres manifestations bacillaires dans le passé ou dans le moment présent.

Enfin, il faut faire une place, comme dernier symptôme à l'accroissement exagéré des épiphyses, voisines de l'articulation malade (voir observation de M. Mouriquand). Les apophyses styloïdes du radius et du cubitus sont saillantes et élargies, les épiphyses supérieures du cubitus et du radius, l'épiphyse inférieure de l'humérus sont hypertrophiées ; la tête de la plupart des phalanges est boursouflée ; mais l'accroissement porte surtout sur les condyles internes qui rappellent, par certains côtés, les condyles de sujets atteints de *genu valgum*.

[1] Observation XV.

L'exagération de l'accroissement s'est faite, où à peu près, régulièrement.

De même au niveau du pied, par suite de l'augmentation de la longueur de la malléole interne, on peut avoir une déviation évidente du pied en valgus, avec boursouflement des os du tarse et du métatarse (observation XVII).

Récemment Génevrier a repris l'étude des modifications de l'accroissement des os dans les arthrites tuberculeuses chez l'enfant. Il constate que les différents troubles et, notamment les modifications de volume et de forme des épiphyses, procèdent tous d'une même cause, à savoir l'inflammation localisée à l'articulation. Avant lui, Ollier, avait bien établi l'action de l'irritation indirecte de l'os par un foyer inflammatoire rapproché.

On voit que ce qui est vrai pour la tuberculose à lésions spécifiques, pour la tumeur blanche, l'est aussi pour le rhumatisme tuberculeux. Dans l'observation XVII, de M. Mouriquand, les épiphyses voisines des articles atteints, étaient véritablement comme « soufflées ».

Toutes ces particularités ont été bien étudiées au moyen de la radiographie par MM. Bérard et Destot, ils les ont signalées au Congrès de chirurgie, et voici leur opinion à ce sujet :

« Tandis que, dans la polyarthrite déformante rhumatismale, la déformation, surtout osseuse, que l'on constate sur le cliché, est un élargissement des épiphyses, dû à une soufflure générale du tissu spongieux avec dislocation précoce des cartilages, dans la polyarthrite tuberculeuse, on trouve, comme dans toute tuberculose osseuse, au début du processus, dans les têtes des phalanges, des îlots blanchâtres, isolés les uns des autres, et dus à la raréfaction irrégulière des tissus osseux, par l'infiltration bacillaire. Par fusion de ces îlots, la partie raréfiée s'étend, le cartilage diarthrodial n'est plus soutenu, il s'affaisse par places, d'où déformation des têtes. En même temps la cavité glénoïde correspondante subit les mêmes phénomènes de désagrégation ; elle se creuse dans la pression de la tête, s'adapte aux nouveaux contours de cette dernière, tout en subissant les déplacements que lui occasionne la rétraction fibro-tendineuse. Plus tard, il y a une véritable juxtaposition des deux os, on retrouve encore les îlots clairs de raréfaction. »

« La disparition des cartilages est tardive. Dans tous les cas, le gonflement des parties molles est considérable, et c'est lui, plus que les troubles osseux, qui est le principal facteur des déformations extérieures. »

Les constatations faites par ces auteurs s'appuient sur douze observations et en particulier sur trois ou quatre enfants. Elles ont été recueillies par M. le Dr Bérard dans le service de M. le professeur Poncet. Il en est une se trouvant dans la thèse de Drevet que nous allons reproduire, nous en joindrons plusieurs autres qui rentrent dans le cadre que nous venons de décrire.

OBSERVATION XIV

(De M. le Dr Bérard. *In* thèse Drevet.)

Polyarthrite sèche, de nature tuberculeuse ; prédominance sur les grandes articulations ; début par une tumeur blanche.

Marie G .., vingt ans.

Début à l'âge de dix ans par une tumeur blanche du genou droit. Il s'agissait d'une forme à tendance fibro-formative avec peu de fongosités et, malgré la formation de deux petits abcès communiquant avec les culs-de-sac péri-rotuliens, cloisonnés, le processus peut être enrayé par des pointes de feu profondes, par le drainage et par quelques injections de chlorure de zinc au niveau de deux points douloureux, siégeant sur les condyles du fémur.

Actuellement, cette articulation est ankylosée en bonne position.

Quatre ans après le début de cette arthrite tuberculeuse du genou droit, vers l'âge de quatorze ans, apparurent des douleurs dans le genou gauche, qui se tuméfia légèrement et dut être à son tour immobilisé après une séance de pointes de feu superficielles. Les lésions ne s'étendirent pas davantage à gauche, mais malgré des précautions minutieuses pour éviter tout surmenage général et toute fatigue de l'articulation, le genou resta empâté, vaguement douloureux à la pression.

Depuis l'âge de treize ans, plusieurs autres articulations se prirent d'une façon transitoire, sans cause apparente : successivement les deux articulations scapulo-humérales, le coude droit devinrent le siège de raideurs avec craquements, avec douleurs souvent exagérées par le repos au lit. Il y eut aussi des poussées légères, qui duraient de deux semaines à plusieurs mois et qui ont laissé pourtant les mouvements à peu près normaux dans toutes les articulations touchées, sauf dans le coude droit où l'on sent un peu d'épaississement dans le cul-de-sac sous-tricipital avec tendance à la déviation en dedans de l'avant-bras et limitation des mouvements de flexion et d'extension.

Le maximum des douleurs s'observe le matin au réveil et souvent aussi pendant la nuit, lorsque la malade s'est couchée sur dos.

OBSERVATION XV

(*In* thèse Drevet, recueillie dans le service
de M. le professeur Poncet.)

*Arthrites multiples, tuberculose sèche à forme rhumatismale
chronique. Ancienne adénite suppurée.*

Victor M..., quinze ans, berger. Ce malade entre à l'hôpital en 1894, pour une affection articulaire qui date de deux ans.

Pas d'antécédents héréditaires. Pas de maladies antérieures, sauf vers l'âge de neuf ans, où il eut au cou, du côté droit, un ganglion qui suppura quelque temps (cicatrice blanchâtre).

Pas de signes de syphilis héréditaire ou acquise. Il y a deux ans, à l'âge de treize ans, il remarque que ses poignets étaient tuméfiés et un peu douloureux, mais douleur très faible. Puis deux ou trois mois après, mêmes symptômes du côté des tibio-tarsiennes ; enfin, il y a six mois, ses genoux étaient atteints.

Actuellement, état général peu satisfaisant. Malade pâle, anémique. pas de lésions viscérales, léger engorgement ganglionnaire.

Au niveau du carpe de la main droite, on constate sur la face dorsale de la main une tuméfaction qui ne descend pas au-dessous des métacarpiens et remonte jusqu'à 1 centimètre au-dessous de l'interligne articulaire du poignet.

Cette masse est fluctuante, elle est indolore. A son niveau, la peau est normale. Rien sur la face antérieure du carpe, mêmes lésions à gauche.

Les mains tendent à s'incliner sur le bord cubital, il en est de même des doigts. La phalange est volumineuse, par rapport aux phalangettes et phalangines.

L'articulation de l'index droit avec son métacarpien est douée de la plus grande laxité : les mouvements un peu étendus s'accompagnent de craquements.

Du côté des membres inférieurs, on constate de la tarsalgie des adolescents.

Du côté du cou-de-pied, on trouve de la tuméfaction en avant de la malléolle interne. Cette tuméfaction est indolore, s'accompagne de fausse fluctuation. En arrière de la malléole interne on constate de la tuméfaction commençant au-dessous de la malléole, tuméfaction indolore non fluctuante. Rien dans l'articulation.

Le genou est également volumineux ; les parties osseuses sont hypertrophiées. De chaque côté du ligament rotulien se trouve une petite masse tuméfiée, molle et fluctuante. Rien dans le cul-de-sac sous-tricipital ou dans l'articulation ; les mouvement sont conservés.

Toutes ces lésions sont paires et symétriques. Cette tuméfaction des articulations contraste d'une façon étrange avec l'amaigrissement des membres dû à l'amyotrophie qui s'accompagne de flaccidité et de faiblesse générale.

Rien du côté de la colonne vertébrale. L'enfant tend à se cachectiser, on le renvoie à la campagne, sa cachexie n'a fait que s'y accentuer, en l'absence de tout traitement actif.

OBSERVATION XVI

(Malade observée par M. le professeur Poncet
In thèse Drevet.)

Polyarthrite bacillaire déformante des deux genoux, des deux articulations tibio-tarsiennes, de l'épaule droite avec synovite chronique bacillaire des tendons des deux poignets.

Jeune fille, Marie H..., dix-sept ans, se présente dans le cabinet de M. le professeur Poncet, à qui elle est adressée par M. le Dr Guyenot, de Salins qui, dit-il, a été « particulièrement intéressé par la forme bizarre du rhumatisme avec « emphysème périarticulaire » que présente la malade.

Le début de l'affection remonte à l'âge de deux ans.

Les lésions ont débuté par les genoux, pour gagner ensuite d'autres articulations, les tibio-tarsiennes en particulier

Actuellement, on constate du côté des genoux et des tibio-tarsiennes une tuméfaction considérable. avec tous les signes de la polyarthrite déformante. En quelques points, douleurs à la pression. Phénomènes douloureux et raideurs dans l'épaule droite.

Cette jeune fille présente l'habitus des scrofuleux : lèvres épaissies, face bouffie. Elle a eu dans l'enfance des polyadénites scrofuleuses. Jamais de lésions suppuratives.

2° *Synovites chroniques.*

Elles s'observent dans les mêmes conditions que la forme précédente : elles sont chroniques d'emblée ou bien succèdent à des attaques aiguës, subaiguës.

On les observe assez fréquemment chez les enfants, et l'observation rapportée par M. Mouriquand nous en offre un bel exemple : c'est de préférence, a-t-il remarqué, au niveau des gaines des radiaux, qu'elles se manifestent généralement, frappant ensuite les gaines de la face antérieure du cou-de-pied, ainsi que les coulisses tendineuses rétro-malléolaires.

En général, c'est spontanément qu'elles font leur apparition et les parents ne s'en aperçoivent, chez les enfants, que par une certaine gêne imprimée à la marche. Le malade de l'observation de M. Mouriquand marchait les pieds droit et gauche en valgus sans équinisme appréciable. La mère découvre un gonflement très net, siégeant au niveau des deux articulations tibio-tarsiennes ; cette téméfaction n'était pas globuleuse, mais épousait la forme des coulisses synoviales anté et rétro-malléolaires. A ce niveau on constate la disparition des méplats naturels, et un véritable boursouflement de la région.

Ces épanchements synoviaux ne s'accompagnent d'aucune réaction douloureuse, pas plus que de phénomènes inflammatoires.

A côté de ces synovites chroniques, il faut signaler les synovites articulaires concomitantes. Les caractères anatomiques de ces arthrites sont ceux de toutes les inflammations chroniques des jointures, alors que ce sont les parties molles qui sont surtout frappées et que le squelette est relativement indemne.

Mais ce qui frappe dans tous ces épanchements synoviaux, c'est l'indolence qui préside à leur évolution. M. Patel, dans un cas d'hyarthrose polyarticulaire, localisée aux articulations des doigts, relève cette absence de douleur. M. Mouriquand l'a lui-même maintes fois constatée.

« Faut-il voir, dit-il, dans cette chronicité avec absence de douleur, dans cette polyarthrite avec hydarthrose, un signe d'atténuation plus marquée de la toxine tuberculeuse, imprégnant l'organisme, et cette forme fait-elle prévoir une évolution vers la sclérose, plutôt que vers les lésions spécifiques du bacille ? »

Et, en effet, ce qui semble dominer chez la malade de M. Mouriquand, dont nous allons publier l'observation, c'est la réaction fibreuse sous l'épanchement : on verra qu'aux poignets le liquide s'étant résorbé, le tissu fibreux était resté le seul maître de l'articulation.

OBSERVATION XVII

(Due à l'obligeance de M. Mouriquand, interne des Hôpitaux
de Lyon) (In *Gazette des Hôpitaux*, décembre 1903.)

M. L. V..., dix ans.

Antécédents héréditaires peu intéressants. Parents vivants,
père de santé médiocre, probablement éthylique.

Mère assez bien portante.

Deux frères et une sœur en bonne santé.

Un frère mort dans la première enfance d'affection indéterminée.

Antécédents personnels. La malade qui est seule à nous donner
les renseignements affirme qu'elle a joui d'une bonne santé habituelle jusqu'à huit ans. Elle aurait seulement contracté la rougeole à trois ans.

Il y a deux ans, au mois d'août, sa mère lui ayant acheté une
paire de galoches, remarque, après les lui avoir mises, qu'elle
marche, les pieds droit et gauche en valgus, sans équinisme appréciable. Ayant examiné les pieds de son enfant, elle découvre un
gonflement très net siégeant au niveau des deux articulations tibio-
tarsiennes. Cette hydarthrose spontanément apparue, sans cause
apparente, sans traumatisme surtout, ne s'accompagne d'aucune
douleur, mais simplement d'un peu de gêne dans la marche.
L'hydarthrose s'accompagne des deux côtés d'un gonflement très
net des gaines de la face dorsale du pied, et des gaines rétro-
malléolaires externe et interne, amenant la disparition des
méplats naturels de cette région et un véritable boursouflement
du dos du pied.

Ajoutons que, dès cette époque, la malade constate l'épaississement considérable de la voûte plantaire, que nous décrirons,
portant surtout sur les os du tarse.

Aucune de ces déformations n'est douloureuse. Elle ne s'accompagne pas non plus d'autres phénomènes inflammatoires.

La malade a remarqué que l'hydarthrose des deux tibio-tarsiennes, de même que l'épanchement des gaines synoviales, passe par des phases de gonflement très accentué, pour diminuer ensuite et pour se fixer, enfin, dans l'état où nous les trouvons.

En même temps qu'apparaissent des localisations sur l'extrémité des deux membres inférieurs : tibio-tarsiennes, gaines synoviales, tarse, naissent des déformations homologues du membre supérieur (poignets, main, doigts). L'articulation du poignet se tuméfie, sans réaction douloureuse, sans rougeur, elle semble avoir été le siège d'un épanchement analogue à celui de la tibio-tarsienne. Sont prises en même temps et des deux côtés les gaines des radiaux. Des *spina ventosa* multiples apparaissent sur les phalanges. Peu à peu, après une phase d'une durée de deux mois à peu près, où les mouvements du poignet sont encore faibles, l'ankylose se fait absolue. C'est dans cet état que nous la trouvons.

Au bout de quelques semaines, diminue l'épanchement des tibio-tarsiennes et des poignets, mais les deux genoux se prennent simultanément. Ils deviennent rapidement le siège d'un épanchement abondant, qui diminue ensuite pendant deux ou trois semaines, pour revenir aux mêmes dimensions. Comme pour les autres articulations, l'épanchement ne s'accompagne au genou d'aucun phénomène douloureux.

Les deux coudes se prennent à la même époque : l'épanchement à leur niveau paraît avoir été assez abondant, mais a bien diminué par la suite.

Un médecin institue un traitement général :

Huile de foie de morue.

Biphosphate de chaux.

Bains salés tièdes ; la malade prétend que la marche lui est infiniment plus facile après chaque bain(?).

Révulsion (mouches).

La malade entre le 25 août à l'hôpital Renée-Sabran, à Giens.

A son arrivée, on est tout d'abord frappé par le gonflement très accentué et parfaitement symétrique de ses deux genoux. A droite et à gauche, les lésions sont à peu près identiques, peut-être avec prédominance du gonflement pour le genou droit. Des deux côtés, l'aspect est globuleux. Les condyles internes du fémur sont tous les deux très hypertrophiés en hauteur et en largeur; on est amené à les comparer à ceux observés dans le *genu valgum* léger, d'autant plus que cette hypertrophie amène naturellement un écartement de 10 centimètres environ entre les malléoles internes, les condyles étant au contact.

Les téguments distendus sont parcourus par de nombreuses veinosités. Les deux culs-de-sac supérieurs et principalement le droit sont très distendus. De ce côté-ci, on éprouve à la pression une sensation de rénitence, et la fluctuation, de même que le choc rotulien, sont moins facilement obtenus que du côté gauche. L'épiphyse supérieure du tibia est élargie et hypertrophiée.

Pas de douleur spontanée au niveau des deux articulations fémoro-tibiales.

A gauche, très légère douleur à la pression forte, au niveau du condyle externe.

A droite, légère douleur à la pression au niveau de la partie externe de l'interligne articulaire. On a sous le condyle externe la sensation d'un corps étranger, du volume d'un gros pois, qui crépite et fuit sous le doigt.

La flexion de l'article peut être facilement poussée jusqu'à l'angle droit; au delà on fait naître des craquements et une dou-leur assez marquée.

L'extension, même active, peut-être complète. Mais une légère flexion est la position préférée de l'articulation. Dans l'extension passive, il est facile de se rendre compte de la résistance qu'op-posent les téguments et tissus profond du creux poplité.

Amaigrissement léger des masses musculaires de la cuisse et de la jambe des deux côtés.

L'examen des tibio-tarsiennes droite et gauche révèle à leur niveau l'existence d'un gonflement perceptible sur leurs faces latérales, surtout apparent à la face dorsale; là, il est continué par l'empâtement que donne, au dos du pied, la tuméfaction des synoviales tendineuses. Les gaines synoviales rétro-malléo-laires sont également distendues effaçant les gouttières normales à cette région.

Les mouvements passifs sont à peu près complètement conservés, mais les mouvements actifs limités dénotent une certaine raideur articulaire. Dans la marche, d'ailleurs, notre jeune malade avance, en imprimant le minimum de mouvements à la tibio-tarsienne. Il est possible d'obtenir de temps à autre des craquements très perceptibles au niveau de ces articulations.

Les voûtes plantaires sont notablement épaissies, surtout à droite, où le bord interne du pied n'a plus, à aucun degré, sa surélévation normale et présente l'épaississement observé dans le pied plat. A gauche, la déformation est moins accentuée.

Les deux coudes sont le siège d'une tuméfaction moins importante. L'épanchement intra-articulaire est léger, mais les épiphyses du radius et du cubitus, de même que l'épiphyse inférieure de l'humérus sont hypertrophiées, et les tissus périarticulaires sont épaissis.

Les mouvements d'extension et de flexion sont très notablement gênés. Il est possible d'obtenir de temps à autre des craquements. L'avant-bras est en pronation, difficulté de la supination.

Atrophie légère des muscles du bras et de l'avant-bras.

Très petits ganglions axillaires à droite et à gauche.

Rien aux deux autres articulations scapulo-humérales.

Les déformations les plus intéressantes portent sur les poignets et les mains : la main droite forme, avec le bord cubital de l'avant-bras, un angle obtus ouvert en dehors. Les apophyses styloïdes du radius et du cubitus sont hypertrophiées et font une saillie appréciable. Les surfaces articulaires correspondantes du carpe le sont également. La région du poignet est le siège d'une tuméfaction perceptible sur les côtés, mais surtout marquée sur la face postérieure et antérieure. Les gaines des radiaux sont distendues, et la fluctuation y est sentie, pas de bruits de chaînon. L'ankylose des deux poignets est complète, du moins au point de vue fonctionnel. La flexion passive amène des mouvements imperceptibles, s'accompagnant de craquements douloureux.

Au niveau des doigts, on observe la déformation si caractéristique du *spina ventosa*, portant sur la partie des phalanges, rapprochée de l'articulation phalango-phalangienne (médius, index, annulaire). Pas de douleur, pas de réaction inflammatoire, liberté des articulations des doigts.

Au niveau du poignet gauche, même déformation des têtes articulaires, même ankylose complète; même synovite de la gaine des radiaux, un peu moins accentuée cependant. Les *spina ventosa* sont très nets, surtout à l'index. De ce côté, toutes les phalanges, sauf celle du pouce, sont le siège de cette déformation.

A la hanche gauche, douleur passagère, spontanée, non révélée à la pression. Pas de déformation. Pas de limitation des mouvements. Pas d'exostoses.

L'état général de la malade est médiocre : elle est pâle et amaigrie; la saillie des côtes est très marquée au thorax.

Ganglions cervicaux et sous-maxillaires de la valeur d'un gros pois; quelques ganglions au niveau des aines, principalement marqués du côté gauche.

Rien au cœur.

La malade ne tousse pas. La respiration est très soufflante au sommet gauche. Appétit assez bon. On institue un traitement : Immobilisation. Révulsion (teinture d'iode).

Héolithérapie : exposition des jointures malades au soleil : genou, tibio-tarsiennes surtout, le reste du membre étant recouvert par un linge, pour éviter l'érythème solaire, qui s'est produit lors de la première exposition. L'exposition intermittente semble préférable à l'exposition continue, qui provoque parfois un léger mouvement fébrile.

Au bout de cinq ou six jours, la malade prétend jouir d'une liberté de mouvements plus grande, principalement au niveau des genoux, où l'épanchement a légèrement diminué.

3° *Arthrites plastiques, ankylosantes.*

Elles succèdent à un pseudo-rhumatisme aigu, su-

baigu, localisé à une ou plusieurs des grandes articulations : genou, hanche, épaule, coude. Mais elles peuvent aussi se présenter immédiatement, d'emblée, avec
les caractères des lésions articulaires ankylosantes, si
particuliers aux rhumatismes infectieux.

C'est une forme de ce genre que M. Bentz, interne
du Sanatorium de Saint-Pol-sur-Mer, a observée et publiée dans la *Presse Médicale* [1].

Chez sa malade, après plusieurs poussées localisées
au niveau des diverses articulations, on voit les mouvements de l'articulation du genou se limiter petit à
petit; le mouvement de flexion n'atteint pas l'angle
droit. On retrouve chez sa malade les lésions de
l'arthrite sèche avec tendance plus ou moins invincible
à la soudure osseuse.

De même, dans l'observation XVIII, on trouve une
ankylose du poignet à peu près complète; elle a été
rapide et s'est faite presque d'emblée. C'est là un remarquable exemple de rhumatisme tuberculeux ankylosant, dont Levet (thèse Lyon) a rapporté sept observations concluantes.

Comment se présente cette forme de rhumatisme tuberculeux chronique ? La jointure frappée se tuméfie,
quelquefois il se produit un épanchement dans son
intérieur, il survient des douleurs plus ou moins vives,
et une impotence fonctionnelle partielle ou complète :
mais on n'observe pas les lésions osseuses de la tumeur
blanche, et ses fongosités, pas d'abcès, ni de fistules,
mais une ankylose fibreuse plus ou moins rapide.

[1] V. Bentz, *Presse médicale*, 15 août 1903.

OBSERVATION XVIII

(V. Bentz, *Presse médicale*, 15 juin 1903.)

D..., Suzanne, âgée de quatorze ans et demi.

Père mort d'un cancer ; mère morte d'affection nerveuse indéterminée. Une sœur bien portante ; une seconde sœur morte du croup à l'âge de vingt mois.

La jeune fille n'a jamais été malade avant l'affection qui l'amène au Sanatorium et qui a débuté, il y a trois ans environ.

Un matin, cette malade qui s'était couchée bien portante la veille, ressent de vives douleurs dans la hanche gauche ; elle peut à peine se soutenir, réussit cependant à aller à l'école, mais ne peut revenir sans se faire soutenir des deux côtés.

Au bout de quinze jours, la malade entre à l'hôpital de Reims. Les douleurs de la hanche ont disparu, mais la malade souffre dans le genou droit et la jambe gauche.

Le genou droit est tuméfié ; au tiers supérieur de la face interne de la jambe, existe une plaque violacée. Huit jours après l'entrée de la malade à l'hôpital, M. Guelliot pratique une opération qui paraît avoir consisté dans un grattage de l'os à la curette.

L'opération amène une diminution des douleurs de la jambe, mais il s'établit une suppuration qui a persisté jusqu'à aujourd'hui, fort diminuée il est vrai.

Au bout de deux ou trois mois, le genou droit a repris son volume normal et les douleurs ont disparu. Après un séjour de treize mois à l'hôpital, la malade rentre chez elle ; le genou droit est guéri, la jambe gauche suppure encore un peu.

Trois mois plus tard, nouveau séjour à l'hôpital pour une petite collection purulente du dos de la main droite. Cette collection est incisée et, au bout de trois semaines, la guérison est obtenue ; mais, pendant ce temps-là, le genou droit est redevenu gros et douloureux. Le chirurgien de l'hôpital fait le diagnostic d'arthrite tuberculeuse.

Le second séjour à l'hôpital dure quatre ou cinq mois. Depuis sa rentrée dans sa famille, la malade a toujours éprouvé de la gêne dans la marche. De temps en temps il se produisait des poussées aiguës, durant trois ou quatre jours, pendant lesquels le genou droit était gros et douloureux. La malade gardait alors le lit. Le genou droit seul était pris. Toutes les autres articulations restent indemnes.

Le 27 avril 1902, la malade entre au Sanatorium. Quinze jours auparavant, le genou gauche, qui n'avait jamais rien présenté d'anormal, a commencé à grossir sans que la malade éprouve la moindre douleur. Deux jours avant son entrée au Sanatorium, le genou droit s'est de nouveau un peu tuméfié sans devenir douloureux.

État à l'entrée. — La malade peut marcher, mais péniblement et en traînant la jambe droite. Les deux membres inférieurs sont dans l'extension presque complète ; le genou gauche est tuméfié, mais n'a pas la forme globuleuse caractéristique des tumeurs blanches.

A la jambe gauche, on voit une cicatrice longue de 70 centimètres, large de 2 ou 3, occupant la face interne de la jambe. Cette cicatrice est blanche et gaufrée à ses deux extrémités, brunâtre et violacée au centre où il existe un orifice suppurant conduisant sur l'os.

Si nous examinons de plus près les deux genoux, voici ce que nous trouvons :

Le genou gauche est bombé à sa partie antérieure et à sa partie interne. Sa circonférence est de 34 centimètres. Peau normale. A la palpation, qui n'est pas douloureuse, on sent une fluctuation très nette ; la main, placée au niveau du cul-de-sac sous-quadricipital, fait refluer le liquide à la partie inférieure de l'articulation. La rotule est très mobile, mais on ne réussit pas à percevoir le choc rotulien. La synoviale paraît épaissie ; la pres-sion forte n'éveille qu'une douleur insignifiante.

La flexion du genou est très limitée : on n'arrive pas à mettre la jambe à l'angle droit sur la cuisse.

Le genou droit paraît un peu augmenté de volume. Sa circon-férence est de 30 centimètres. Il est un peu douloureux à la pression, surtout sur le côté interne, au niveau de l'interligne articulaire. Tentatives de flexion de la jambe sur la cuisse provoquent immédiatement une douleur qui arrête le mouvement.

Appareil respiratoire et circulatoire sains. La jeune fille n'est pas encore réglée. Pas de troubles génitaux ou urinaires.

État général bon. Malade est soumise à l'immobilisation au lit.

16 juin. — On constate une amélioration notable, mais aussi une *tendance à l'ankylose*. La malade peut faire quelques pas facilement et presque sans boiter. La suppuration de la jambe gauche persiste, peu abondante. Les deux genoux ont diminué de volume. La circonférence du genou droit est de 29 centi mètres au lieu de 30, celle du genou gauche de 32 au lieu de 34

La palpation du genou gauche donne les résultats suivants : le choc rotulien est nettement perçu, tandis que, il y a deux mois, on ne réussissait pas à le provoquer. Il n'y a plus de fluctuation entre la partie supérieure et inférieure de l'articulation. Il n'y a plus de douleurs spontanées. En rapprochant violemment les plateaux tibiaux des condyles fémoraux on ne produit aucune douleur. La pression au niveau de l'interligne articulaire, soit en dedans, soit en dehors, produit une douleur vive. La pression, en quelque point que ce soit, des extrémités osseuses est absolument indolore. Le mouvement de flexion du genou n'est pas plus étendu qu'il y a deux mois et n'atteint pas l'angle droit. Pas de craquements articulaires. Au genou droit, la palpation est indolore, la flexion est très limitée.

La radiographie du genou gauche montre un fémur sain et un tibia dont l'extrémité supérieure a un volume absolument normal. Le tibia présente des lésions d'ostéite occupant l'épiphyse supérieure et le tiers supérieur du corps de l'os. Il n'y a pas de foyer osseux ouvert dans l'articulation ; les parties osseuses en contact avec le cartilage articulaire sont saines.

La rotule est éloignée des condyles fémoraux. On ne voit pas tracé de fongosités, mais la synoviale paraît épaissie.

Du côté droit, on ne voit aucune lésion osseuse, l'articulation n'est pas distendue, on ne distingue pas d'épaississement de la synoviale.

En juin 1903, la malade marche facilement et ne souffre plus. Le volume des deux genoux est redevenu normal. Le mouvement de flexion de la jambe sur la cuisse est assez étendu, mais son amplitude est, cependant, inférieure à la normale. Nombreux craquements articulaires dans les deux genoux.

Par cette observation nous en avons fini avec l'exposé des principales variétés d'arthropathies qui constituent le rhumatisme tuberculeux. On peut de leur examen dégager déjà quelques conclusions : c'est que, chez les enfants, aussi bien et peut-être beaucoup plus que chez les adultes, le rhumatisme tuberculeux peut simuler le rhumatisme articulaire aigu ; nous verrons d'ailleurs, dans le chapitre suivant, comment on peut les différencier.

D'autre part, la forme chronique, chez les enfants est beaucoup moins fréquente que la forme aiguë ou la forme primitive ; elles débutent toutes les deux de la même façon ; mais dans la forme chronique, comme nous venons de le voir, l'affection se localise sur une ou deux articulationset évolue à la façon d'une arthrite chronique, sans aboutir à la tumeur blanche.

Enfin, dans quelques cas, l'évolution des lésions aboutit à l'ankylose fibreuse ou bien à la polyarthrite déformante, et, dans ce cas, on peut présumer que bien des affections classées jusqu'à ce jour sous la rubrique de rhumatisme déformant chez les jeunes n'étaient autre chose que des polyarthrites tuberculeuses déformantes. La coexistence de ces lésions avec la tuberculose plaide en faveur de cette idée.

CHAPITRE II

DIAGNOSTIC ET PRONOSTIC

« Pour établir le diagnostic de rhumatisme tuberculeux chez l'enfant comme chez l'adulte, dit M. le professeur Poncet[1], il faut d'abord penser à ce pseudo-rhumatisme. Il faut y penser, parce que, maladie essentiellement infectieuse, la tuberculose a le droit, comme les autres infections, de produire un pseudo-rhumatisme. »

On y songera d'autant mieux que le rhumatisant sera un bacillaire par d'autres lésions.

L'absence de toute autre infection que la bacillose constitue une grande probabilité en sa faveur.

Mais s'agit-il d'un rhumatisme bacillaire primitif, sans localisations infectieuses passées ou présentes mettant sur la voie étiologique des accidents articulaires, la difficulté est plus grande. On peut méconnaître un rhumatisme qui se borne à des douleurs vagues, à des arthralgies, même à une arthrite ; et ce n'est pas chez des enfants que l'attention sera attirée de ce côté-là.

Prenons par exemple la première forme que nous avons décrite. On sait qu'on l'observe de préférence sur

[1] Collection Critzmann, n° 34.

le fémur et en particulier à son extrémité inférieure.
Ces douleurs spontanées, nocturnes, quelquefois provoquées par une fatigue, s'imposent chez les enfants
comme des douleurs de croissance. « Méfiez-vous, dit
Barbier, de ces douleurs chez des sujets qui ont les
stigmates de l'imprégnation tuberculeuse. » On s'aide,
dans ce cas-là, pour parfaire son diagnostic, de renseignements concernant l'enfant, sa santé habituelle,
s'il a maigri, s'il a des sueurs la nuit ; on ne tardera pas
à s'apercevoir qu'on est en présence de rhumatisme
tuberculeux.

Il est une autre affection qui peut, chez les enfants,
simuler le rhumatisme tuberculeux, nous voulons par-
ler de l'ostéomyélite à son début. Des douleurs apparaissent brusquement au niveau d'une articulation,
frappent les extrémités articulaires et, finalement, abou-
tissent à une localisation osseuse. Cette douleur localisée à plusieurs épiphyses, n'est-ce pas là un début
d'ostéomyélite ? Mais on sera vite mis sur la voie du
diagnostic si on analyse attentivement ces douleurs :
dans le rhumatisme tuberculeux, en effet, elles sont nettement localisées à l'interligne articulaire et présentent
surtout des alternatives de rémission et d'exacerbation.
De plus, l'absence complète d'augmentation de volume
des extrémités osseuses dans un rhumatisme tuberculeux aigu nous paraît incompatible avec l'idée d'une
ostéomyélite.

Mais c'est surtout avec un rhumatisme articulaire
aigu vrai qu'on aura le plus souvent à distinguer le
rhumatisme tuberculeux. Les deux affections, en effet,
ont la même soudaineté dans le début, sont caractéri-

sées par la participation de plusieurs jointures aux phénomènes pathologiques : le genou et le cou-de-pied sont le plus fréquemment atteints. Dans ce cas, on sera vite mis en éveil, d'une part, par l'inefficacité du salicylate de soude sur un rhumatisme tuberculeux, d'autre part par sa tendance à s'accompagner de dépôts plastiques dans les jointures et à se terminer par l'ankylose de celles-ci ; quelquefois, une des articulations frappées évolue même vers la tumeur blanche.

Il faut aussi insister sur ce fait que la douleur dans le rhumatisme tuberculeux est localisée nettement à l'interligne articulaire, tandis que dans le rhumatisme vrai, ce sont surtout les parties périarticulaires qui sont douloureuses.

Sans doute, ces différents signes n'impliquent pas nécessairement que le bacille de Koch soit la cause efficiente des manifestations rhumatismales, mais ils constituent des présomptions sérieuses. Il appartient aux procédés de laboratoire de confirmer le diagnostic. On est en présence de deux sortes de procédés, les directs et les indirects.

I. *Procédés directs. La recherche directe du bacille de Koch* dans le liquide articulaire est un moyen insuffisant, même après centrifugation. Cette recherche est souvent négative, témoignant ainsi de la présence d'un nombre très restreint de bacilles.

Nous en dirons autant *des cultures du liquide articulaire*, cultures rendues faciles par la découverte, par M. Bezançon et Griffon, d'un milieu de culture très favorable au développement du bacille de Koch, la gélose au sang glycérinée, permettant de déceler la présence du bacille, même dans des cas où sa virulence est trop faible pour produire la mort du cobaye.

L'inoculation du liquide articulaire aux animaux présente des difficultés de réalisation : le liquide intra-articulaire n'est pas en extrême abondance et même il manque souvent.

II. Parmi les procédés d'investigation indirecte, citons en premier lieu :

Le séro-diagnostic. C'est M. P. Courmont qui montra le pouvoir agglutinatif des sérosités pathologiques.

Les injections de tuberculine, qui demandent une très grande prudence et, comme doses, des fractions de milligramme.

Tels sont les moyens que nous offre le laboratoire : les uns sont infidèles, les autres trop longs, un autre dangereux. Le plus rapide, le plus pratique est la séro-réaction qui, elle-même, n'a pas toujours une valeur absolue.

Enfin, dans un grand nombre de cas, on pourra recourir, en dernière analyse, aux caractères radiographiques des articulations intéressées. C'est une question dont se sont occupés MM. Bérard et Destot, et à propos de laquelle ils ont fait une communication au Congrès de chirurgie de Paris 1897 ;

Nous avons, dans un précédent chapitre, résumé les conclusions auxquelles aboutissaient ces auteurs. « Ils ont constaté un élargissement des épiphyses, dû à une soufflure générale du tissu spongieux, avec disparition précoce des cartilages. »

Mis en possession de ces nombreux éléments de diagnostic, le chirurgien pourra à son aise porter *un pro-*

nostic sur l'évolution des lésions du rhumatisme tuberculeux chez les enfants. *Ce pronostic* est des plus variables : il est subordonné à l'apparition, à la coexistence, au siège d'autres manifestations bacillaires.

Dans la forme aiguë, le rhumatisme bacillaire se comporte actuellement à la manière du rhumatisme vrai. Il guérit généralement après quelques semaines de repos, de traitement, mais de nouvelles attaques peuvent se produire, les lésions prendre une marche subaiguë, chronique, se localiser sur une ou plusieurs articulations, sur une seule le plus souvent. C'est dans ce dernier cas surtout qu'il faut craindre la transformation en ostéo-arthrite tuberculeuse, avec fongosités, abcès, etc...

Chez de nombreux malades, chez les enfants en particulier, à cet âge où l'organisme est encore à l'abri de beaucoup d'affections, le pronostic est relativement bénin. En effet, l'enfant est entouré de soins, ses fatigues sont réduites à leur minimum, et il est très aisé de les soumettre au repos, à un traitement général reconstituant.

Un côté chirurgical intéressant, chez ces enfants atteints de rhumatisme tuberculeux, au point de vue orthopédique et fonctionnel, est la plasticité, après des résections, après des opérations conservatrices, de leur squelette et de leurs articulations. On a de beaux résultats éloignés, des néo-articulations, vraiment utiles, après les résections totales. Le périoste, les tissus voisins, *irrités, enflammés, mais non détruits*, comme dans d'autres ostéo-arthrites d'origine tuberculeuse, plus virulentes, ont conservé leurs propriétés ostéogéniques.

CHAPITRE III

TRAITEMENT

La question du traitement du rhumatisme tuberculeux est des plus importants, car c'est avec une thérapeutique bien conduite qu'on arrivera le plus souvent
à enrayer la marche des *lésions inflammatoires* et em-
pêcher ainsi leur transformation en lésions spécifiques,
c'est-à-dire l'éclosion chez la plupart des enfants
d'ostéo-arthrites bacillaires pures ou de synovites fongueuses. C'est pourquoi il sera très important, avant
toute intervention, d'être bien fixé sur le diagnostic
exact de l'affection pour ne pas produire des lésions
irrémédiables par suite d'une fausse interprétation des
faits observés.

En effet, les polyarthrites tuberculeuses, d'après
MM.Beraud et Destot, contre-indiquent tout traitement
par la mobilisation et le massage, que l'on pratique
trop à la légère et indistinctement dans tout rhumatisme chronique, et qui sont l'occasion de poussées
nouvelles, comme M. Bérard l'a remarqué chez un de
ses malades. A cause de la multiplicité et de la lenteur
d'évolution des lésions, aucune intervention active ne
s'impose.

Aussi le traitement général sera-t-il dès le début mis
en œuvre. MM. Poncet et Mailland insistent sur l'uti-
lité de l'établir rapidement. « On se souviendra, disent

ces auteurs, que le rhumatisme tuberculeux est parfois la première manifestation de la tuberculose *(rhumatisme tuberculeux primitif)* qu'il peut précéder, pendant un temps plus ou moins long, une tuberculose viscérale ou locale. C'est donc conjurer des accidents plus graves que de placer immédiatement de tels bacillaires dans les meilleures conditions de résistance.

« Ce traitement général est celui de tout tuberculeux. La vie au grand air, le séjour à la campagne, à une certaine altitude (800 à 1000 mètres), sur les bords de la mer, une alimentation saine et abondante à laquelle on joindra, s'il y a lieu, les diverses médications arsenicales, phosphatées, etc.

« Le traitement local pour les formes aiguës et subaiguës, varie naturellement suivant les cas. Sa première indication, dans la forme aiguë, mono-articulaire, comporte, comme principale règle, l'immobilisation que l'on réalisera ainsi que pour toute arthrite aiguë, au moyen d'appareils plâtrés, ou de gouttières métalliques.

« A l'immobilisation, qui s'impose pour toute arthrite aiguë, douloureuse, s'ajoutera la révulsion locale, teinture d'iode, vésicatoires, pointes de feu répétées, superficielles, profondes, etc...

« Un des traitements les plus incertains est celui du rhumatisme tuberculeux ankylosant, qu'il soit mono- ou poly-articulaire. On ne peut généralement pas s'opposer à la terminaison par ankylose, et tout l'effort thérapeutique doit porter sur la meilleure position possible des membres ankylosés. »

Tous ces enfants rhumatisants tuberculeux présentent fréquemment des crises douloureuses, plus ou moins violentes, plus ou moins continues, survenant volontiers pendant la nuit et contre lesquelles la thérapeutique courante est désarmée.

MM. Poncet et Mailland se sont très bien trouvés pour ces douleurs de la cryogénine, à la dose de o gr. 5o par jour.

Les bains de soleil prolongés ont été fort préconisés par ces auteurs. La lumière solaire a une action bienfaisante, curative sur les tuberculoses articulaires. « L'exposition à la lumière solaire[1] doit être chaque jour prolongée autant que possible et, si elle est bien supportée, elle doit être directe, c'est-à-dire sans interposition, d'un voile léger, par exemple, entre les rayons du soleil et la région malade.

Enfin, il faut signaler les frictions sèches et alcooliques, les bains salés, légèrement excitants et, dans quelques cas, une mobilisation prudente des jointures malades.

« En résumé, disent MM. Poncet et Mailland, dans leur monographie, aux formes aiguës et douloureuses, on opposera l'immobilisation, la révulsion ; on y joindra des séances progressives de mobilisation et de massage ; les mêmes moyens, frictions, massage, mobilisation prudente, emploi de la cryogénine, permettront dans bien des cas de calmer les crises douloureuses des formes chroniques. On n'oubliera pas que ce sont là des palliatifs, simples adjuvants de l'hygiène générale, qui doit dominer et régler le traitement du rhumatisme tuberculeux.

[1] Orticoni, *De l'Héliothérapie* (thèse, Lyon, 1901).

CONCLUSIONS

I. Il existe chez les enfants, aussi bien que chez les adultes, un rhumatisme tuberculeux, au même titre que les autres rhumatismes infectieux, ou pseudo-rhumatismes. Nous en rapportons dix-huit observations.

II. Chez les enfants plus que chez les adultes, ce rhumatisme tuberculeux peut simuler le rhumatisme articulaire aigu vrai. Nous en rapportons treize observations.

III. Les manifestations articulaires aiguës peuvent être la première manifestation de l'infection tuberculeuse, ainsi qu'en témoignent sept observations de ce rhumatisme tuberculeux primitif.

IV. La forme chronique se rencontre plus rarement que la forme aiguë. Nous donnons dans notre thèse cinq observations de ce rhumatisme tuberculeux chronique.

INDEX BIBLIOGRAPHIQUE

H. Barbier. — Sur les phénomènes extra-pulmonaires de la tuberculose à la période de germination. Rhumatisme tuberculeux chez l'enfant *(Bulletin médical*, 21 mars, avril 1903).

V. Bentz, Sur quelques observations de rhumatisme tuberculeux chez les enfants *(Presse médicale*, 15 août 1903).

Bérard et Destot, Polyarthrite tuberculeuse déformante *(Communication au Congrès de Chirurgie*, Paris. 1897).

A. Delfourt, Rhumatisme noueux chez les enfants *(Revue mensuelle des maladies de l'enfance*, juillet 1898).

Drevet, *De la polyarthrite tuberculeuse déformante* (thèse, Lyon 1897).

Genevrier, *Revue mensuelle des maladies de l'enfance*, juillet 1903.

Marfan, *Traité des maladies de l'enfance*, t. I, p. 513.

Milloz, *De l'héliothérapie locale comme traitement des tuberculoses articulaires* (thèse de Lyon, 1899).

Mouriquand, Rhumatisme tuberculeux des enfants *(Gazette des hôpitaux*, décembre 1903).

Orticoni, *De l'héliothérapie. Application médico-chirurgicale,* (thèse de Lyon, 1902).

Patel, Rhumatisme tuberculeux chez l'enfant *(Gazette des hôpitaux*, 8 avril 1902).

Lyon. — Imp. A. Rey, 4, rue Gentil. — 3716